Comiendo salud con BLW by Minette

Libro de recetas

Yariminette Delgado, LND, BSN

Diseñado por: WMS PRESS
Fabricado en los Estados Unidos de América.

Para cualquier información de pedido o descuentos especiales para compras al por mayor por favor contáctenos
@ blwbyminette@ gmail.com
Publicado en los Estados Unidos por WMS PRESS

ISBN #978-1-7356447-4-5

Índice

Índice

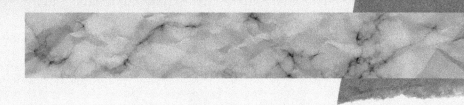

Índice

Índice

Índice

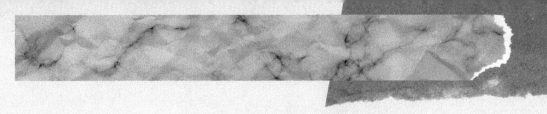

Índice

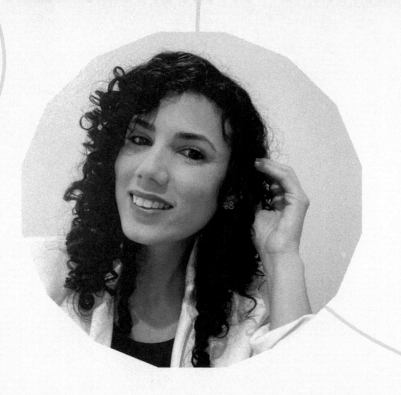

¡Hola, hola bellezas! Soy Yariminette, mamá de Fabiola Minette & Liam Nehiel, creadora de la página BLW by Minette (Instagram & Facebook) y de este hermoso recetario el cual preparé con mucho amor para ustedes.

El mismo está dirigido a madres, padres, abuelitos y cuidadores que deseen preparar alimentos sanos, pero que al mismo tiempo sean divertidos y diversos para los bebés.

¿Qué puedes encontrar en este libro?

- Más de 50 recetas dividas en: desayuno, almuerzo, cena y opciones de meriendas.
- Recetas con ingredientes fáciles de conseguir y saludables .
- Información sobre seguridad alimentaria, temperaturas de cocción, almacenamiento de los alimentos de manera adecuada y métodos de cocción.
- Sustitutos del huevo para las recetas .
- Información sobre bebidas vegetales.

Disfruten este recetario y la confección de cada una de sus recetas. Espero les ayude a mantener una alimentación variada y saludable para sus bebés y toda la familia.

¡A COMER SALUDABLE!

¡NOTA IMPORTANTE!

Este recetario no es una guía de introducción de alimentos, antes de ofrecer cualquier receta es importante que bebé haya probado los ingredientes que se encuentran en la misma. Esto no sustituye una evaluación médico nutricional y las recetas ofrecidas no son para cumplir con los requisitos nutricionales de bebé.

Temperaturas mínimas de cocción

Alimentos	Tipo	Temperatura interna
Carne molida	Res, Cerdo, Ternera y Cordero	160 grados F
Carne molida	Pollo y Pavo	165 grados F
Carne fresca	Res, Cerdo, Ternera y Cordero	145 grados F
Aves de corral	Piezas o enteras	165 grados F
Pescado	Piezas o entero	145 grados F
Huevos duros	N/A	Cocinar hasta que este bien cocido
Huevos	Tortilla, frito o revueltos	160 grados F
Sobras o guisos	N/A	165 grados F

SafeCookingTempChart_Span (fda.gov)

Almacenamiento de los alimentos

Alimentos	Refrigerador 40 grados F o menos	Congelador 0 grados F o menos
Carne molida de pavo, cerdo, pollo o hamburguesas	1 - 2 días	4 meses
Carne fresca de res, ternera, cordero o cerdo	3 - 5 días	4 - 12 meses
Aves de corral	1 - 2 días	9 - 12 meses
Huevos crudos con cáscara	3 - 5 semanas	No congelar
Huevos crudos sin cáscara, batidos	2 - 4 días	12 meses
Huevos cocidos; tortilla o tipo muffin	4 días	6 meses

Tabla de conservación de alimentos fríos | FoodSafety.gov

Almacenamiento de los alimentos

Alimentos	Refrigerador 40 grados F o menos	Congelador 0 grados F o menos
Vegetales crudos	4 - 7 días	8 - 12 meses
Vegetales cocidos	3 días	6 - 12 meses
Arroz	2 - 3 días	6 - 12 meses
Quinoa	2 - 3 días	6 - 12 meses
Couscous	2 - 3 días	6 - 12 meses
Papa	2 - 3 días	6 - 12 meses
Legumbres	2 - 3 días	8 meses
Frutas	Depende de la fruta	6 - 12 meses

Food Storage Tips | Refrigerator Organization - Consumer Reports

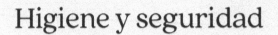

Higiene y seguridad

- Lávese las manos con abundante agua y jabón antes de manipular los alimentos.

- Desinfecte las superficies donde va a preparar los alimentos.

- Lave con agua y jabón o desinfecte todas las frutas y vegetales antes del consumo o de la cocción.

- Lave con agua y jabón las latas antes de abrirlas.

- Fíjese en la fecha de vencimiento de los alimentos antes de usarlos para el consumo.

- Evite la contaminación cruzada. Entiéndase, no manipule alimentos crudos al mismo tiempo o en el mismo lugar donde están los alimentos listos para comer.

- Cocine alimentos que estén en buen estado y frescos. Descarte aquellos que puedan presentar hongos o partes dañadas.

Métodos de cocción

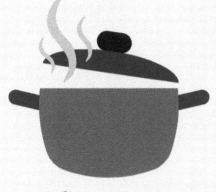

Al vapor

Hervidos

Al horno

Salteados

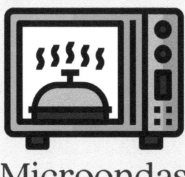

Microondas

La Organización Mundial de la Salud indica que los alimentos cocidos en un horno microondas son tan seguros y tienen el mismo valor nutritivo, que los alimentos que se cocinan en un horno convencional. El FDA recomienda utilizar envases que sean aptos para microondas ya sea para cocinar o calentar alimentos.

Sustitutos del huevo para las recetas

Estas equivalencias son para sustituir un (1) huevo

1 cucharada semillas de chia + 3 cucharadas de agua

1/4 tz puré de manzana

3 cucharadas harina de avena + 3 cucharadas de agua

1/4 tz yogurt de soja sin azúcar añadida

1/4 tz yogurt natural sin azúcar añadida

1/2 guineo majado

2 cucharadas crema de frutos secos

1 cucharada semillas de linaza + 3 cucharadas de agua

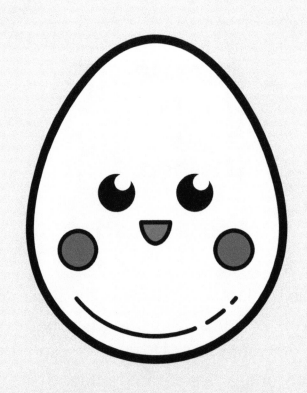

Bebidas vegetales

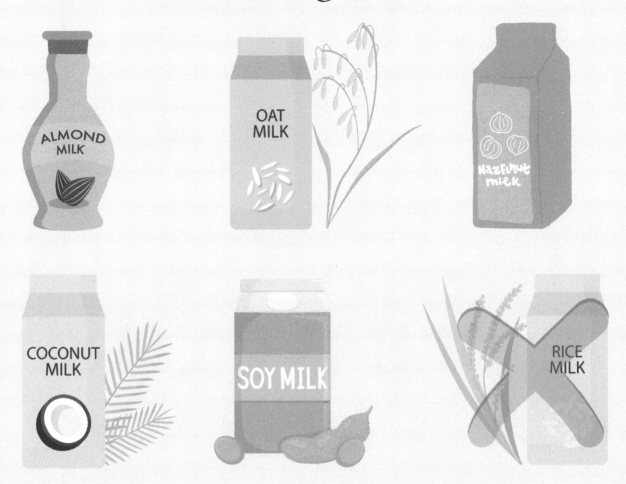

Son aptas desde los 6 meses, única y exclusivamente para la preparación de recetas.

Se deben utilizar sin azúcar añadida y preferiblemente sin sal añadida o con lo menos posible.

No se debe sustituir tomas de leche materna o de fórmula por bebida vegetal.

La bebida de arroz no es apta para bebés por su alto contenido de arsénico.

DESAYUNOS

WAFFLE DE CHINA Y ZANAHORIA

Ingredientes:

- 1/2 guineo
- 2 - 3 cucharadas de zanahoria rallada
- 1 china entera pelada sin semillas
- 1 huevo
- 1/2 cucharadita de semillas de chia
- 5 cucharadas de harina de trigo integral
- Vainilla al gusto

PROCEDIMIENTO:

Lleven todos los ingredientes a un procesador de alimentos excepto la harina.

Una vez incorporados todos los ingredientes añadan la harina según la receta o hasta alcanzar la textura deseada.

Poner la mezcla en la máquina de hacer waffles y listo.

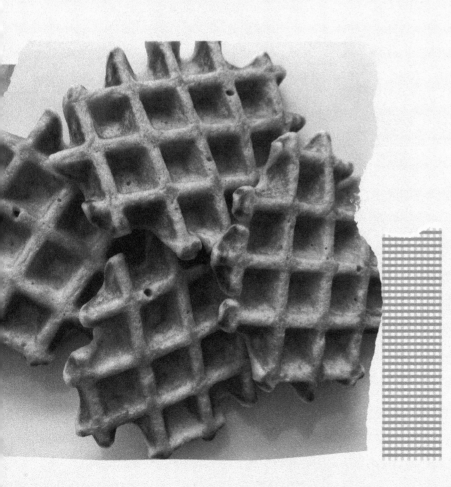

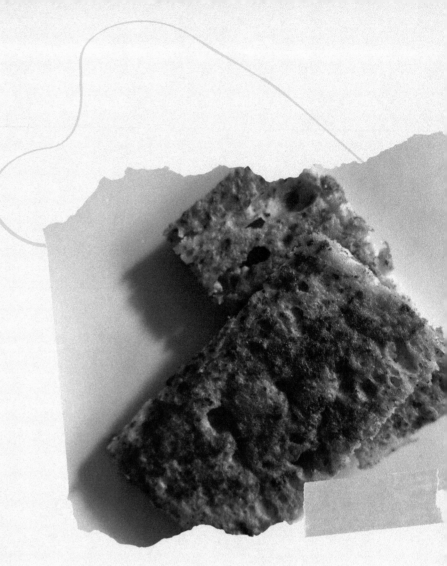

TOSTADAS FRANCESAS DE CALABAZA

Ingredientes

- 1/4 taza de puré de calabaza
- 1 huevo
- Canela al gusto
- Vainilla al gusto
- Pan

PROCEDIMIENTO:

En un plato batir el huevo y añadir el puré de calabaza, vainilla y canela.

Rebozar el pan en la mezcla de huevo y calabaza.

Añadir un poco de aceite de oliva o aguacate en un sartén a fuego medio.

Poner el pan en el sartén y voltear una vez este dorado.

PANCAKES DE MANZANA
Y ZANAHORIA

Ingredientes:

- 1 huevo
- 1 cucharada de zanahoria rallada
- 1 cucharada de manzana rallada
- 2 - 3 cucharadas de harina de avena
- Vainilla al gusto
- Canela al gusto

PROCEDIMIENTO:

Lleven todos los ingredientes a un procesador de alimentos excepto la harina.

Una vez incorporados todos los ingredientes añadan la harina según la receta o hasta alcanzar la textura deseada.

Poner la mezcla en un sartén engrasado hasta dorar.

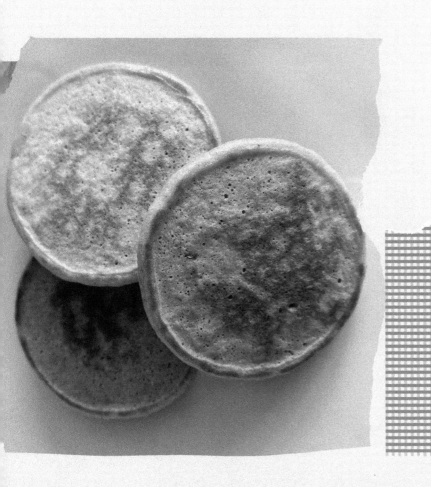

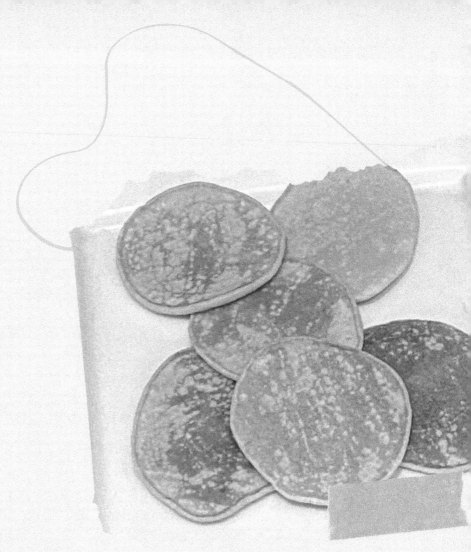

PANCAKES DE CHINA

Ingredientes

- 1 guineo
- 1 china pelada sin semillas
- 1 huevo
- 1/2 taza de harina de trigo integral
- 1 cucharadita de polvo de hornear (opcional)
- Vainilla al gusto

PROCEDIMIENTO:

Lleven todos los ingredientes a un procesador de alimentos excepto la harina.

Una vez incorporados todos los ingredientes añadan la harina según la receta o hasta alcanzar la textura deseada.

Poner la mezcla en un sartén engrasado hasta dorar.

PEANUT BUTTER PANCAKES

Ingredientes:

- 1/2 guineo
- 1 cucharada de crema de maní
- 1 huevo
- 3 cucharadas de avena en hojuelas
- Vainilla al gusto
- Canela al gusto

PROCEDIMIENTO:

Lleven todos los ingredientes a un procesador de alimentos excepto la harina.

Una vez incorporados todos los ingredientes añadan la harina según la receta o a necesidad y mezclar.

Poner la mezcla en un sartén engrasado hasta dorar.

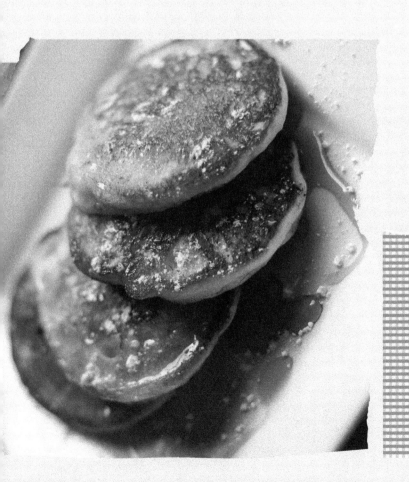

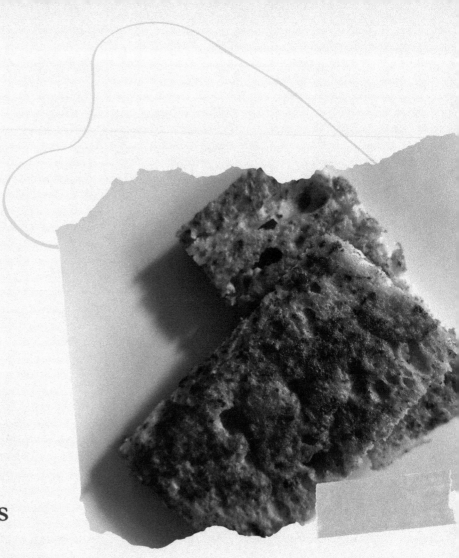

TOSTADAS FRANCESAS DE GUINEO

Ingredientes

- 1/2 guineo hecho puré
- 1 huevo
- Vainilla al gusto
- Pan

PROCEDIMIENTO:

En un plato batir el huevo y añadir el puré de guineo, vainilla y canela.

Rebozar el pan en la mezcla de huevo y calabaza.

Añadir un poco de aceite de oliva o aguacate en un sartén.

Poner el pan en el sartén y cocinar a fuego medio. Voltear una vez este dorado.

ROLLITO DE PAN RELLENO

Ingredientes:

- Pan
- Crema de maní o nueces
- Fruta deseada en puré
- Huevo
- Canela al gusto
- Vainilla al gusto

PROCEDIMIENTO:

Eliminar los bordes del pan y con la ayuda de un rodillo aplanar el mismo.

Poner la crema de maní y la fruta en puré en el pan.

Hacer un rollito con el pan, la crema te servirá de "pega" para que no se abra el rollito.

CONT. PROCEDIMIENTO

Batir en un plato el huevo, añadir canela y la vainilla.

Rebozar el rollito de pan por el huevo como si fueras a hacer tostadas francesas.

Poner en un sartén aceite de oliva o aguacate, colocar el pan y dorar por todas su partes.

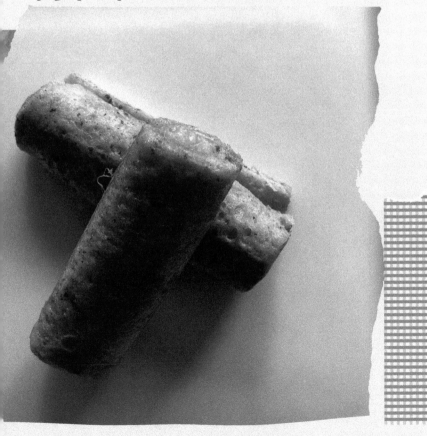

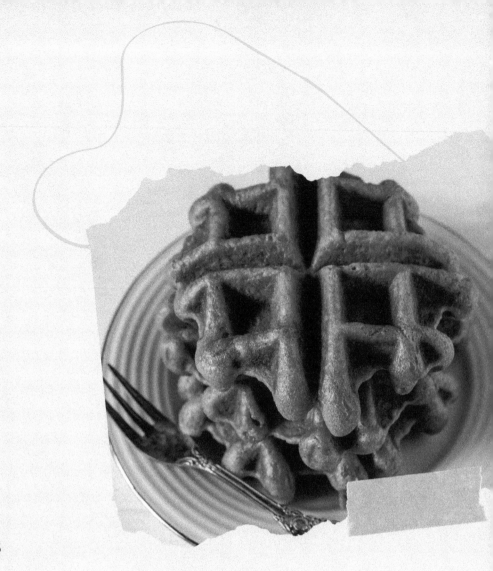

WAFFLE DE CAROB

Ingredientes

- 1 guineo
- 1 huevo
- 1 - 2 cucharaditas de carob en polvo (algarroba)
- 5 - 7 cucharadas de avena en hojuelas
- Vainilla al gusto
- Canela al gusto
- Coco molido al gusto

PROCEDIMIENTO:

Lleven todos los ingredientes a un procesador de alimentos excepto la harina.

Una vez incorporados todos los ingredientes añadan la harina según la receta o hasta alcanzar la textura deseada.

Poner la mezcla en una máquina de hacer waffles y listo.

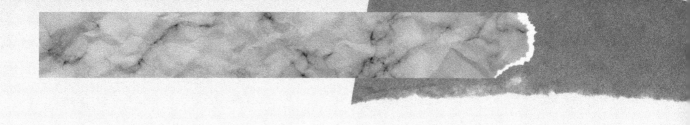

BOLITAS DE AVENA

Ingredientes

- 4 onzas de bebida vegetal de su preferencia sin azúcar añadida*
- 3 cucharadas de avena en hojuelas
- Vainilla al gusto
- Canela al gusto

PROCEDIMIENTO:

Poner todos los ingredientes en una olla a fuego medio.

Deje que la avena se "empelote" para que puedas formar las bolitas.

Una vez este lista, coloca la avena en un plato plano y deja enfriar un poco.

Luego con las manos húmedas, comienza a formar bolitas del tamaño deseado.

*Bebida vegetal sin azúcar añadida en menores de un año. (Ej. almendra, soja, coco etc.)

*Si no deseas usar bebida vegetal puedes usar agua.

*Si el niño es mayor de un año puedes usar leche de vaca si ya la haz introducido.

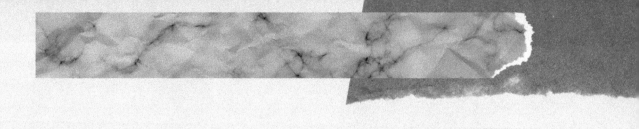

AVENA DE CAROB

Ingredientes

- 4 onzas de bebida vegetal de su preferencia sin azúcar añadida*
- 1 dátil grande ó 2 pequeños
- 1 cucharadita de carob (algarroba) en polvo*
- 3 cucharadas de avena en hojuelas
- Vainilla al gusto
- Canela al gusto

PROCEDIMIENTO:

Remover las semillas de los dátiles y picarlos en pedazos pequeños.

Poner la leche en una licuadora junto con los dátiles picados y mezclar hasta que este todo integrado.

Poner la mezcla de leche y dátil en una olla junto con los demás ingredientes a fuego medio.

Dejar cocinar hasta que llegue a la consistencia deseada.

*Bebida vegetal sin azúcar añadida en menores de un año. (Ej. almendra, soja, coco etc.)

*Si no deseas usar bebida vegetal puedes usar agua.

*Si el niño es mayor de un año puedes usar leche de vaca si ya la haz introducido.

*El único ingrediente del carob en polvo debe ser el carob.

AVENA DE GUINEO

Ingredientes

- 4 onzas de bebida vegetal de su preferencia sin azúcar añadida*
- 1/2 guineo hecho puré
- 3 cucharadas de avena en hojuelas
- Vainilla al gusto
- Canela al gusto

PROCEDIMIENTO:

Poner todos los ingredientes en una olla a fuego medio.

Dejar cocinar hasta que llegue a la consistencia deseada.

*Bebida vegetal sin azúcar añadida en menores de un año.(Ej. almendra, soja, coco etc.)

*Si no deseas usar bebida vegetal puedes usar agua.

*Si el niño es mayor de un año puedes usar leche de vaca si ya la haz introducido.

AVENA DE MANI O ALMENDRA

Ingredientes

- 4 onzas de bebida vegetal de su preferencia sin azúcar añadida*
- 1 cucharadita de crema de maní o almendra
- 3 cucharadas de avena en hojuelas
- Vainilla al gusto
- Canela al gusto

PROCEDIMIENTO:

Poner todos los ingredientes en una olla a fuego medio.

Dejar cocinar hasta que llegue a la consistencia deseada.

*Bebida vegetal sin azúcar añadida en menores de un año. (Ej. almendra, soja, coco etc.)

*Si no deseas usar bebida vegetal puedes usar agua.

*Si el niño es mayor de un año puedes usar leche de vaca si ya la haz introducido.

FARINA

Ingredientes

- 4 onzas de bebida vegetal de su preferencia sin azúcar añadida*
- 3 cucharadas de farina integral
- Vainilla al gusto
- Canela al gusto

PROCEDIMIENTO:

Poner todos los ingredientes en una olla a fuego medio.

Dejar cocinar hasta que llegue a la consistencia deseada.

*Bebida vegetal sin azúcar añadida en menores de un año. (Ej. almendra, soja, coco etc.)

*Si no deseas usar bebida vegetal puedes usar agua.

*Si el niño es mayor de un año puedes usar leche de vaca si ya la haz introducido.

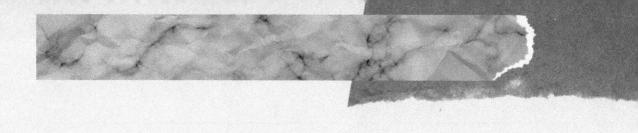

CREMA DE MAÍZ

Ingredientes

- 4 onzas de bebida vegetal de su preferencia sin azúcar añadida*
- 3 cucharadas de harina de maíz
- Vainilla al gusto
- Canela al gusto

PROCEDIMIENTO:

Poner todos los ingredientes en una olla a fuego medio.

Dejar cocinar hasta que llegue a la consistencia deseada.

*Bebida vegetal sin azúcar añadida en menores de un año. (Ej. almendra, soja, coco etc.)

*Si no deseas usar bebida vegetal puedes usar agua.

*Si el niño es mayor de un año puedes usar leche de vaca si ya la haz introducido.

PANCAKE DE ESPINACA

Ingredientes:

- 1/2 guineo
- 1/2 taza de espinaca
- 1 huevo
- 3-4 cucharadas de avena en hojuelas
- Vainilla al gusto

PROCEDIMIENTO:

Lleven todos los ingredientes a un procesador de alimentos excepto la harina.

Una vez incorporados todos los ingredientes añadan la harina según la receta o a necesidad para alcanzar la textura deseada.

Poner la mezcla en un sartén engrasado con aceite de oliva o aguacate y cocinar a fuego medio hasta dorar.

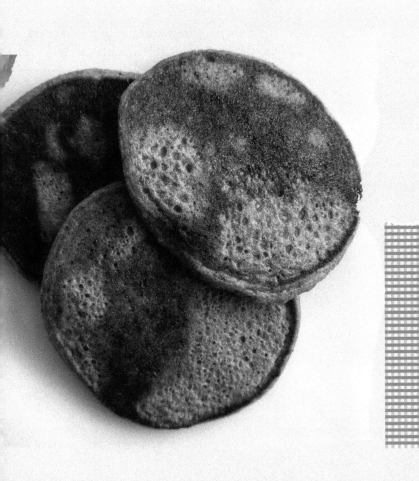

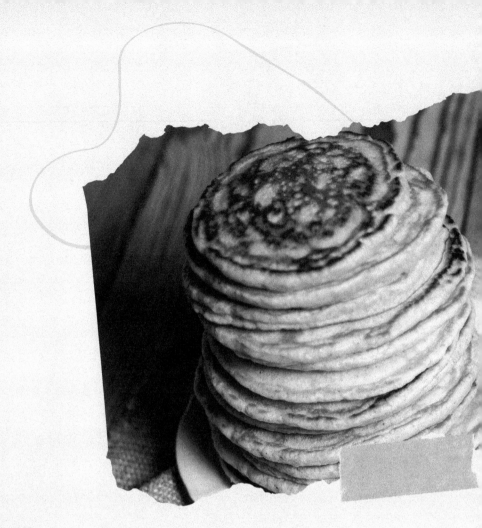

PANCAKE DE COLIFLOR

Ingredientes

- 1 arbolito grande de coliflor al vapor
- 1/2 guineo
- 1 huevo
- 3 - 4 cucharadas de avena en hojuelas
- Vainilla al gusto
- Canela al gusto

PROCEDIMIENTO:

Lleven todos los ingredientes a un procesador de alimentos excepto la harina.

Una vez incorporados todos los ingredientes añadan la harina según la receta y volver a mezclar.

Puedes añadir más harina o algún liquido de ser necesario para alcanzar la textura deseada.

Poner la mezcla en un sartén engrasado con aceite de oliva o aguacate y cocinar hasta dorar.

WAFFLE DE ALMENDRA

Ingredientes:

- 1 guineo
- 1 huevo
- 3-4 cucharadas de harina de almendras
- Vainilla al gusto
- Canela al gusto

PROCEDIMIENTO:

Lleven todos los ingredientes a un procesador de alimentos excepto la harina.

Una vez incorporados todos los ingredientes añadan la harina según la receta o hasta alcanzar la textura deseada.

Poner la mezcla en una máquina de hacer waffles y listo.

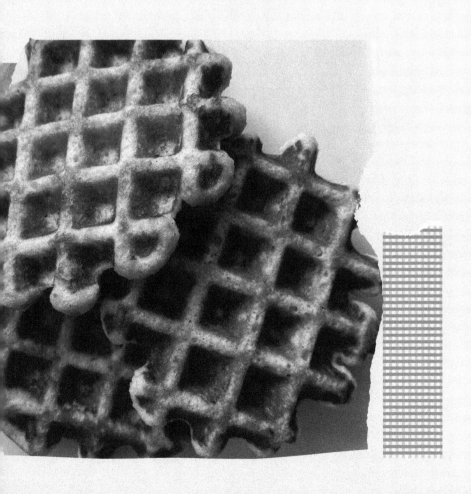

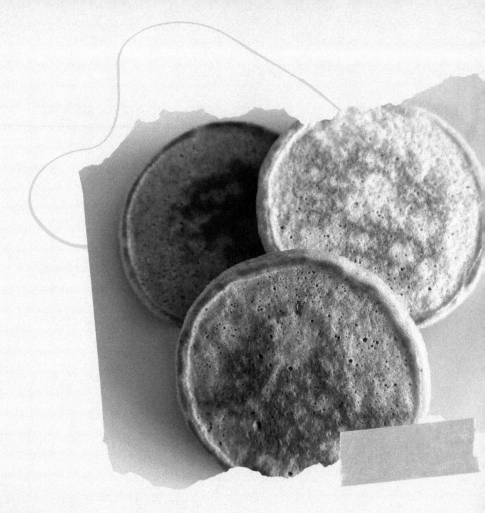

PANCAKE DE ZANAHORIA

Ingredientes

- 1 guineo
- 1 zanahoria pequeña rallada
- 1 huevo
- 5 cucharadas de avena en hojuelas
- Vainilla al gusto
- Canela al gusto

PROCEDIMIENTO:

Lleven todos los ingredientes a un procesador de alimentos excepto la harina.

Una vez incorporados todos los ingredientes añadan la harina según la receta y volver a mezclar.

Puedes añadir más harina o algún líquido de ser necesario para alcanzar la textura deseada.

Poner la mezcla en un sartén engrasado con aceite de oliva o aguacate y cocinar hasta dorar.

WAFFLE DE CHINA Y ZANAHORIA

Ingredientes:

- 1 guineo
- 1 china grande pelada sin semillas o 2 chinas pequeñas
- 1 huevo
- 4 cucharadas de zanahoria rallada cruda
- 1/2 taza de harina de todo uso (o de su preferencia)
- Vainilla al gusto

PROCEDIMIENTO:

Lleven todos los ingredientes a un procesador de alimentos excepto la harina.

Una vez incorporados todos los ingredientes añadan la harina según la receta o hasta alcanzar la textura deseada.

Poner la mezcla en una máquina de hacer waffles y listo.

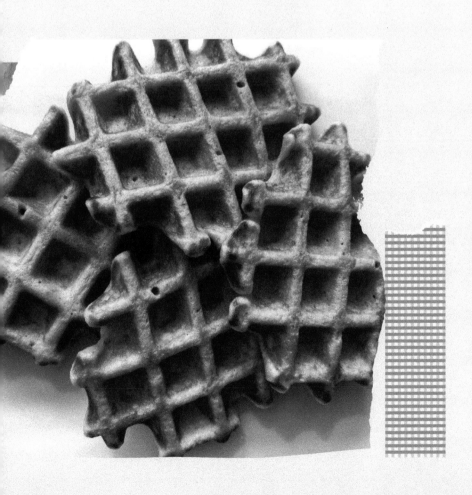

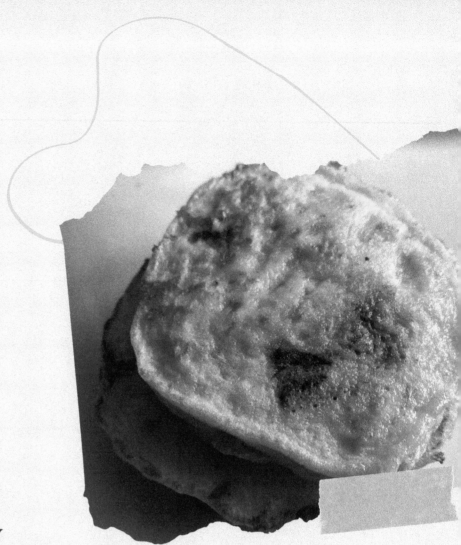

PANCAKE DE HUEVO Y VEGETALES

Ingredientes

- 1 huevo
- 1/2 taza de vegetales al gusto
- 1/4 taza queso mozzarella
- 2 - 3 cucharadas de harina de almendras

PROCEDIMIENTO:

Batir el huevo muy bien

Añadir el resto de los ingredientes a los huevos batidos

Poner la mezcla en un sartén engrasado con aceite de oliva o aguacate

Dorar por ambos lados y listo

MUFFINS DE HUEVOS CON VEGETALES

Ingredientes

- 3 huevos
- 1/2 taza de vegetales al gusto
- Podrían ser:
  - cebolla, pimiento, tomate, espinaca, zetas, brécol, etc.

PROCEDIMIENTO:

Batir los huevos y añadir los vegetales seleccionados.

Colocar la mezcla en una placa de mini muffins.

Ponerlos en el horno a 350 grados Fahrenheit por 12 - 15 minutos.

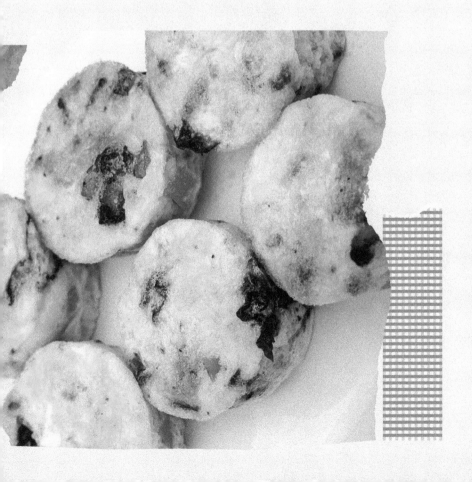

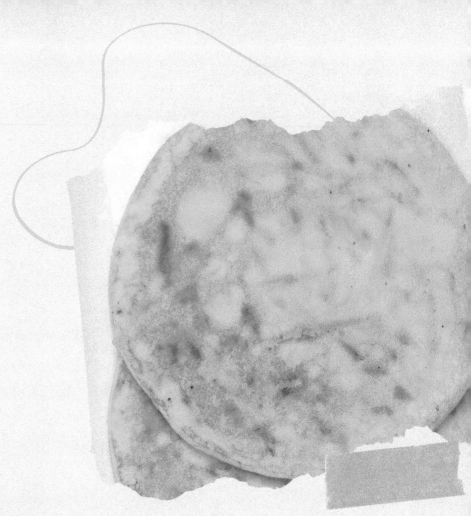

PANCAKES DE BATATA Y ALMENDRAS

Ingredientes

- 1/2 taza harina de almendras
- 4 cucharadas de zanahoria rallada
- 1/3 taza de batata mameya
- 1 huevo
- Vainilla al gusto
- Canela al gusto

PROCEDIMIENTO:

Lleven todos los ingredientes a un procesador de alimentos excepto la harina.

Una vez incorporados todos los ingredientes añadan la harina según la receta y volver a mezclar.

Puedes añadir más harina o algún líquido de ser necesario para alcanzar la textura deseada.

Poner la mezcla en un sartén engrasado con aceite de oliva o aguacate y cocinar hasta dorar.

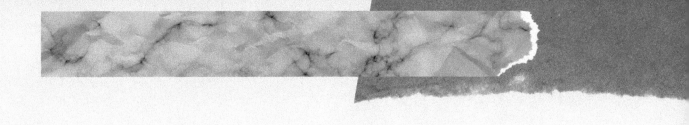

PANCAKES DE QUINOA

Ingredientes

- 1/2 taza harina de avena
- 1 huevo
- 1/2 taza quinoa cocida
- 1 guineo pequeño
- 1/3 taza de bebida vegetal sin azúcar añadida *
- Vainilla al gusto
- Canela al gusto

PROCEDIMIENTO:

Lleven todos los ingredientes a una procesador de alimentos excepto la harina.

Una vez incorporados todos los ingredientes añadan la harina según la receta y volver a mezclar.

Puedes añadir más harina o algún líquido de ser necesario para alcanzar la textura deseada.

Poner la mezcla en un sartén engrasado hasta dorar.

*Bebida vegetal sin azúcar añadida en menores de un año. (Ej. almendra, soja, coco etc.)

*Si no deseas usar bebida vegetal puedes usar agua.

*Si el niño es mayor de un año puedes usar leche de vaca si ya la haz introducido.

ESPONJOSO DE CALABAZA Y ALMENDRA

Ingredientes

- 1 pedazo pequeño de calabaza
- 1 huevo
- 2 - 3 cucharadas de harina de almendra
- Vainilla al gusto
- Canela al gusto

PROCEDIMIENTO:

Batir el huevo y hacer puré la calabaza, luego mezclar ambos.

Añadir a la mezcla la vainilla, la canela y la harina de almendras.

Colocar la mezcla en un sartén engrasado con aceite de oliva o aguacate y cocinar a fuego medio hasta que dorar por ambos lados.

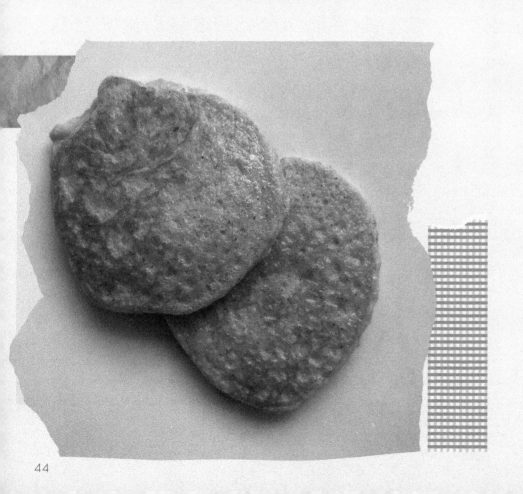

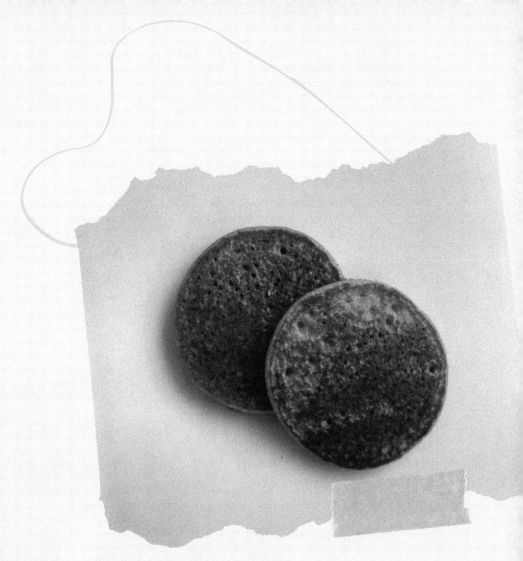

PANCAKES DE BATATA

Ingredientes

- 4 cucharadas de avena en hojuelas
- 1/2 taza de batata mameya
- 1 huevo
- Vainilla al gusto
- Canela al gusto

PROCEDIMIENTO:

Lleven todos los ingredientes a un procesador de alimentos excepto la harina.

Una vez incorporados todos los ingredientes añadan la harina según la receta y volver a mezclar.

Puedes añadir más harina o algún líquido de ser necesario para alcanzar la textura deseada.

Poner la mezcla en un sartén engrasado con aceite de oliva o aguacate hasta dorar.

TORTILLA DE HUEVO Y MADURO

Ingredientes

- 2 huevos
- 1/2 plátano maduro cocido, majado.
- 1/4 taza de queso mozzarella
- 1 a 2 oz de bebida vegetal sin azúcar añadida*

*Bebida vegetal sin azúcar añadida
en menores de un año. (Ej. almendra,
soja, coco etc.)
*Si no deseas usar bebida vegetal
puedes usar agua.
*Si el niño es mayor de un año puedes
usar leche de vaca si ya la haz
introducido.

PROCEDIMIENTO:

Batir los huevos y añadir todos los ingredientes.

Colocar la mezcla en sartén engrasado con aceite de oliva o aguacate y cocinar a fuego lento.

Voltear la tortilla con la ayuda de un plato y dejar cocinar por el otro lado y servir cuando este listo.

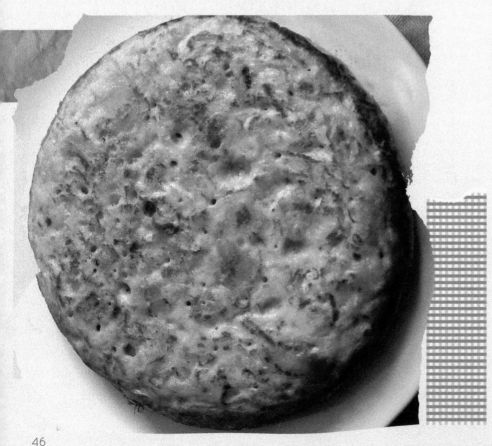

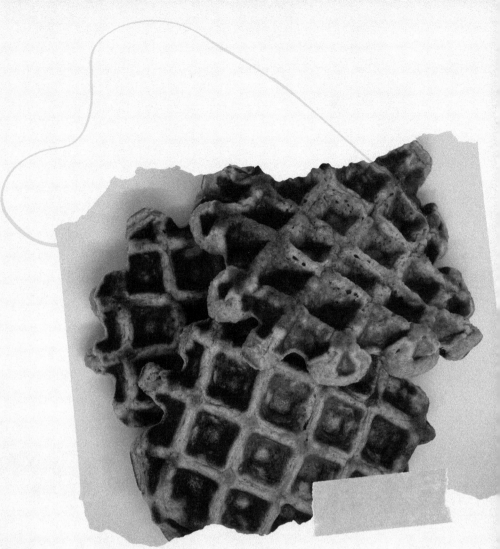

WAFFLES DE REMOLACHA AMARILLA

Ingredientes

- 1/2 taza de remolacha amarilla (o roja) cocida
- 1 huevo
- 1 guineo maduro
- 1 cucharadita de vainilla
- 1/2 taza de harina de avena

PROCEDIMIENTO:

Lleven todos los ingredientes a una procesadora de alimentos excepto la harina.

Una vez incorporados todos los ingredientes añadan la harina según la receta y volver a mezclar.

Puedes añadir más harina o algún líquido de ser necesario para alcanzar la textura deseada.

Poner la mezcla en una máquina para hacer waffles y listo.

Almuerzos y Cenas

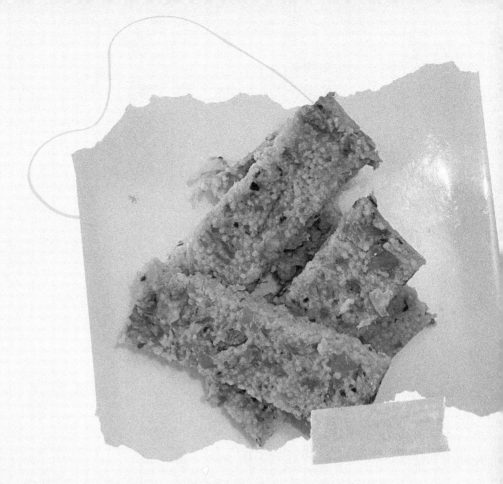

PALITO DE COUSCOUS Y ATUN

Ingredientes

- 1/2 taza de couscous
- 1 lata de atún en agua bajo sodio
- 1 huevo
- Cebolla al gusto
- Pimientos verdes al gusto
- Tomate al gusto
- Ajo al gusto
- Perejil al gusto
- Albahaca al gusto

PROCEDIMIENTO:

Para hacer el couscous deben poner el mismo en un bowl y añadirle la misma cantidad de agua hirviendo; en esta receta es 1/2 taza de agua. Taparlo y esperar 5 minutos.

Escurrir el atún y lavarlo en abundante agua.

En un sartén sofreír en un poco de aceite de oliva o aguacate los vegetales y añadirle las especias.

Poner todos los ingredientes en un bowl y añadir el huevo batido.

Colocar la mezcla en un molde para hornos por 15-20 minutos a 350 grados F.

MUFFIN DE QUINOA Y SALMON

Ingredientes

- 1 filete de salmón cocido y desmenuzado
- 1 taza de quinoa cocida
- Vegetales y especias al gusto; pueden ser: cebollas, pimientos, tomates, zanahorias, ajo, perejil y albahaca.
- 1 huevo

PROCEDIMIENTO:

Sofreír los vegetales en un sartén engrasado con un poco de aceite de oliva o aguacate.

Añadir las hierbas y especias a los vegetales y saltear un poco más.

Batir el huevo en un envase y añadir todos los ingredientes.

Vertir la mezcla en un molde de muffin y poner en el horno a 350 grados F por 15 minutos.

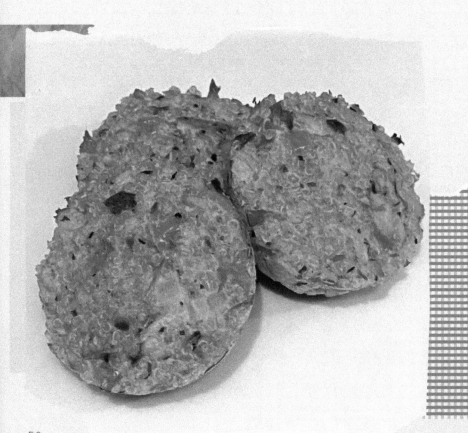

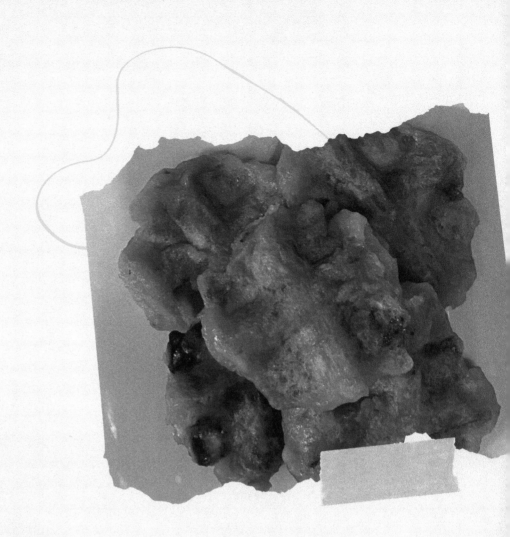

WAFFLE DE PLATANO MADURO Y QUESO

Ingredientes

- 1/2 plátano maduro al vapor
- 3 cucharadas de queso mozzarella

PROCEDIMIENTO:

Majar con un tenedor el plátano maduro, debe quedar manejable.

Añadir el queso y mezclar con el maduro.

Amasar la mezcla con las manos y formar bolitas.

Colocar las bolitas en una máquina de hacer "waffles" y listo.

LENTEJAS EN EL "CROCKPOT"

Ingredientes

- 1 taza de lentejas
- 2 zanahorias picadas en rodajas
- 1 papa mediana pelada, picada en cubos
- 2 pedazos de calabaza picada en cubos
- 1/4 taza cebolla picada
- 1/4 pimiento verde picado
- 1/4 tomate picado en cubos
- Especias al gusto:
  - ajo, pimienta, perejil, comino, albahaca, tomillo, cúrcuma, pimentón, orégano, hojas de laurel y recao.

PROCEDIMIENTO:

Sofreír los vegetales en el "crockpot" engrasado con un poco de aceite de oliva o aguacate.

Añadir las hierbas y especias a los vegetales y sofreír un poco más.

Añadir las lentejas, sofreír un poco y añadir agua.

Poner el "crockpot" en "high pressure" por 10 - 15 minutos.

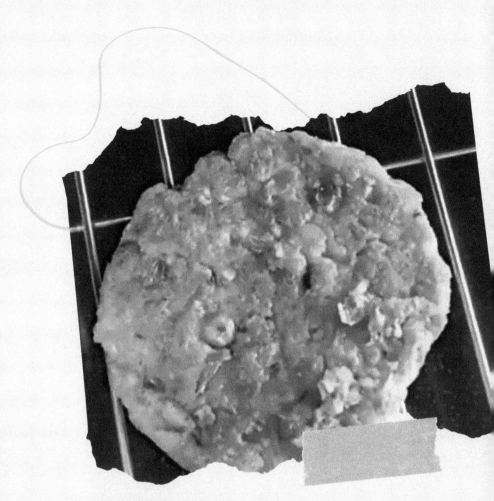

HAMBURGUESA DE LENTEJAS

Ingredientes

- Lentejas de la receta anterior
- Harina de avena o de preferencia a necesidad

PROCEDIMIENTO:

Utilizar lentejas de la receta anterior sin líquido. Ayúdate con un cucharón que tenga rotitos.

Majar con un tenedor las lentejas y deja un poco de consistencia.

Añade la harina hasta alcanzar una mezcla manejable.

Formar hamburguesas y colocarlas en un sartén engrasado con un poco de aceite de oliva o aguacate.

Dorar por ambos lados y listo.

WAFFLE BORICUA DE ARROZ CON HUEVO

Ingredientes

- 1/2 taza de arroz blanco cocido
- 1 huevo
- 4 cucharadas de zanahoria rallada cruda
- 4 cucharadas de calabacín rallado crudo
- Ajo y cebolla en polvo al gusto

PROCEDIMIENTO:

Batir el huevo en un envase.

Añadir todos los ingredientes al huevo batido.

Colocar un poco de mezcla en una máquina de hacer "waffles" y listo

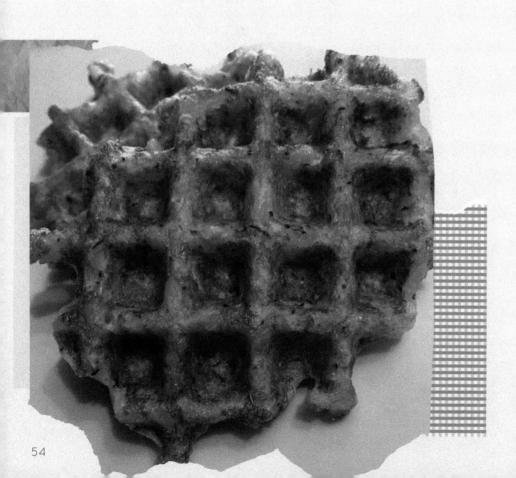

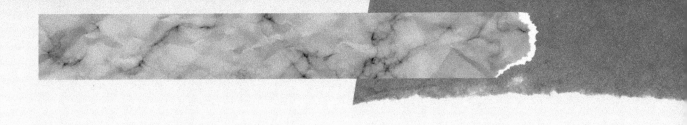

GUISO DE HABICHUELAS NEGRAS

Ingredientes

- 1 taza de habichuelas negras (preferiblemente ablandadas en casa)
- 1/2 taza de cebolla picada
- 1/2 taza de pimiento verde picado
- 1/2 taza de tomates picados
- 1 zanahoria pequeña en rodajas
- 1 papa pequeña pelada y picada en rodajas
- 1 - 2 dientes de ajo picado
- Comino al gusto
- 2 hojas de laurel

PROCEDIMIENTO:

En una olla, sofreír los vegetales, la zanahoria, la papa junto con el ajo y comino.

Colocar las habichuelas negras y sofreír un poco más.

Añadir agua hasta cubrir y agregar las 2 hojas de laurel.

Cocinar a fuego medio y listo.

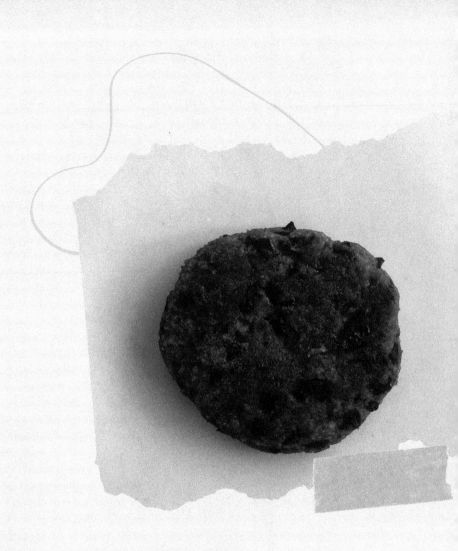

HAMBURGUESA DE HABICHUELAS NEGRAS

Ingredientes

- Habichuelas negras de la receta anterior
- Harina de avena o de preferencia a necesidad

PROCEDIMIENTO:

Utilizar habichuelas negras de la receta anterior sin líquido. Ayúdate con un cucharón que tenga rotitos.

Majar con un tenedor las habichuelas y deja un poco de consistencia.

Añade la harina hasta alcanzar una mezcla manejable.

Formar hamburguesas y colocarlas en un sartén engrasado con un poco de aceite de oliva o aguacate. Dorar por ambos lados y listo.

HAMBURGUESA DE POLLO

Ingredientes

- 1 filete de pollo (pechuga o cadera)
- 1 - 2 cucharada de cebolla picada
- 1 - 2 cucharadas de pimiento verde picado
- 1 - 2 cucharadas de tomates picados
- 1 - 2 cucharaditas de ajo en polvo
- 1 - 2 cucharaditas de perejil
- 1 - 2 cucharaditas de albahaca

PROCEDIMIENTO:

Poner el filete de pollo crudo en un procesador de alimentos y triturar hasta que quede una mezcla homogénea.

Sofreír los vegetales en un sartén con un poco de aceite de oliva o aguacate.

Agregar las hierbas y especias a los vegetales.

Mezclar en un recipiente el pollo y los vegetales.

Con las manos húmedas hacer bolitas con la mezcla y aplanar para formar hamburguesas.

Hacerlas en un sartén hasta dorar por ambos lados.

NOTA:

Si al momento de formar las hamburguesas se comienzan a romper puedes añadir un huevo para que compacte.

Si por el contrario está muy suave la mezcla, puedes añadir harina de tu preferencia.

HAMBURGUESA DE CERDO

Ingredientes

- Chuletas de cerdo (corte de centro)
- 1 - 2 cucharada de cebolla picada
- 1 - 2 cucharadas de pimiento verde picado
- 1 - 2 cucharadas de tomates picados
- 1 - 2 cucharaditas de ajo en polvo
- 1 - 2 cucharaditas de perejil
- 1 - 2 cucharaditas de albahaca

NOTA:

Si al momento de formar las hamburguesas se comienzan a romper puedes añadir un huevo para que compacte.

Si por el contrario está muy suave la mezcla, puedes añadir harina de tu preferencia.

PROCEDIMIENTO:

Poner las chuletas de cerdo crudas en un procesador de alimentos y triturar hasta que quede una mezcla homogénea.

Sofreír los vegetales en un sartén con un poco de aceite de oliva o aguacate.

Agregar las hierbas y especias a los vegetales.

Mezclar en un recipiente el cerdo y los vegetales.

Con las manos húmedas hacer bolitas con la mezcla y aplanar para formar hamburguesas.

Hacerlas en un sartén hasta dorar por ambos lados.

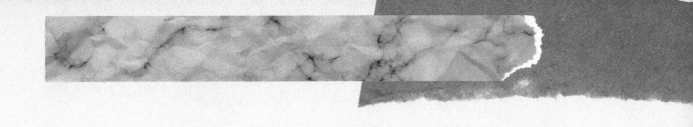

HAMBURGUESA DE PAVO

Ingredientes

- 1 taza de carne molida de pavo
- 1/4 cucharadita de ajo en polvo al gusto
- 1/4 cucharadita de cebolla en polvo
- 1/4 cucharadita de pimentón
- 1/4 cucharadita de cúrcuma
- 1/4 cucharadita perejil
- 1/4 cucharadita albahaca
- 1/4 cucharadita comino
- 1/4 cucharadita orégano
- 1/4 cucharadita tomillo

PROCEDIMIENTO:

Mezclar en un recipiente todos los ingredientes.

Con las manos húmedas hacer bolitas con la mezcla y aplanar para formar hamburguesas.

Hacerlas en un sartén engrasado con aceite de oliva o aguacate hasta dorar por ambos lados.

NOTA:

Si deseas que te queden jugosas puedes añadir vegetales previamente salteados como: cebollas, pimientos, tomates, entre otros.

Si al momento de formar las hamburguesas se comienzan a romper puedes añadir un huevo para que compacte.

Si por el contrario está muy suave la mezcla, puedes añadir harina de tu preferencia.

HAMBURGUESA DE RES

Ingredientes

- 1 taza de carne molida de res
- 1/4 cucharadita de ajo en polvo al gusto
- 1/4 cucharadita de cebolla en polvo
- 1/4 cucharadita de pimentón
- 1/4 cucharadita perejil
- 1/4 cucharadita albahaca
- 1/4 cucharadita comino
- 1/4 cucharadita orégano

PROCEDIMIENTO:

Mezclar en un recipiente todos los ingredientes.

Con las manos húmedas hacer bolitas con la mezcla y aplanar para formar hamburguesas.

Hacerlas en un sartén engrasado con aceite de oliva o aguacate hasta dorar por ambos lados.

NOTA:

Si deseas que te queden jugosas puedes añadir vegetales previamente salteados como: cebollas, pimientos, tomates, entre otros.

Si al momento de formar las hamburguesas se comienzan a romper puedes añadir un huevo para que compacte.

Si por el contrario está muy suave la mezcla, puedes añadir harina de tu preferencia.

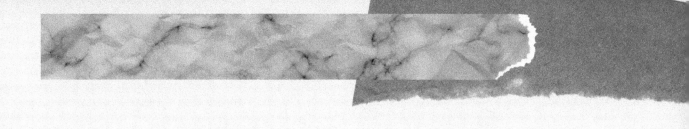

HAMBURGUESA DE SALMÓN

Ingredientes

- 1 filete de salmón crudo
- 1 - 2 cucharadas de cebolla picada
- 1 - 2 cucharadas pimiento verde picado
- 1 - 2 cucharadas tomates picados
- 1 - 2 cucharaditas de ajo en polvo
- Perejil al gusto
- Albahaca al gusto

NOTA:

Si al momento de formar las hamburguesas se comienzan a romper puedes añadir un huevo para que compacte.

Si por el contrario está muy suave la mezcla, puedes añadir harina de tu preferencia.

PROCEDIMIENTO:

Poner el filete de salmón crudo en un procesador de alimentos y triturar hasta que quede una mezcla homogénea.

Sofreír los vegetales en un sartén con un poco de aceite de oliva o aguacate.

Agregar las hierbas y especias a los vegetales.

Mezclar en un recipiente todos los ingredientes.

Con las manos húmedas hacer bolitas con la mezcla y aplanar para formar hamburguesas.

Hacerlas en un sartén hasta dorar por ambos lados.

HAMBURGUESA DE TILAPIA

Ingredientes

- 1 filete de tilapia crudo
- 1 - 2 cucharadas de cebolla picada
- 1 - 2 cucharadas de pimiento verde picado
- 1 - 2 cucharadas de tomates picados
- 1 - 2 cucharaditas de ajo en polvo
- 1 cucharadita de albahaca
- 1 cucharadita de pimentón
- Jugo de 1/2 limón

PROCEDIMIENTO:

Poner el filete de tilapia crudo en un procesador de alimentos y triturar hasta que quede una mezcla homogénea.

Sofreír los vegetales en un sartén con un poco de aceite de oliva o aguacate.

Agregar las hierbas y especias a los vegetales.

Mezclar en un recipiente todos los ingredientes.

Con las manos húmedas hacer bolitas con la mezcla y aplanar para formar hamburguesas.

Hacerlas en un sartén hasta dorar por ambos lados.

NOTA:

Si al momento de formar las hamburguesas se comienzan a romper puedes añadir un huevo para que compacte.

Si por el contrario está muy suave la mezcla, puedes añadir harina de tu preferencia.

CROQUETA DE QUINOA Y BRÉCOL

Ingredientes

- 1/2 taza de quinoa cocida
- 1/2 taza de brécol cocido
- 1 huevo
- Especias a gusto

PROCEDIMIENTO:

Moler el brécol en un procesador de alimentos o picarlo muy fino con la ayuda de un cuchillo.

Batir el huevo y añadir la quinoa, las especias y el brécol.

Colocar en forma de disco en un sartén engrasado con aceite de oliva o aguacate y dorar por ambos lados.

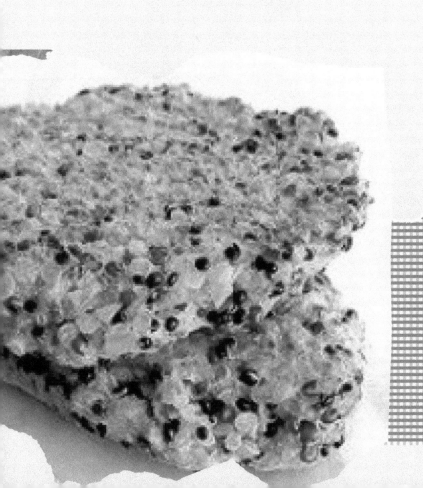

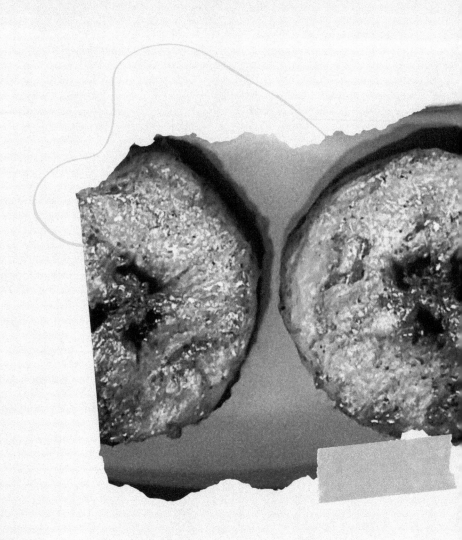

MADURITOS CON CANELA

Ingredientes

- 1/2 Plátano maduro
- 3/4 taza de agua
- Canela al gusto

PROCEDIMIENTO:

Cortar el maduro en rodajas de 1/2 pulgada.

En un sartén poner el agua y añadir la canela al gusto.

Poner las rodajas de maduro y cocinar a fuego medio.

Una vez se cambie el maduro de color, voltearlo y terminar de cocinar por la otra cara hasta que el agua se evapore.

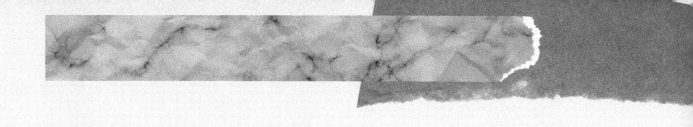

SALSA DE CALABAZA Y
COLIFLOR PARA PASTAS

Ingredientes

- 1 pedazo de calabaza
- 1 árbol de coliflor
- 1/2 cucharadita de ajo en polvo
- 1/2 cucharadita de cebolla en polvo
- 1/2 cucharadita de perejil
- 1/2 cucharadita de albahaca al gusto

PROCEDIMIENTO:

Hacer la calabaza hervida en agua sin sal.

Hacer el coliflor hervido o al vapor sin sal.

Una vez estén listos, poner en un procesador de alimentos junto con las hierbas y especias.

Procesar el mismo, si es necesario puedes añadir un poco de agua.

SALSA DE AGUACATE PARA PASTAS

Ingredientes

- 2 tajadas de aguacate bien maduro
- 1/2 cucharadita de ajo en polvo
- 1/2 cucharadita de cebolla en polvo
- 1/2 cucharadita de albahaca al gusto

PROCEDIMIENTO:

Poner todos los ingredientes en un procesador de alimentos y mezclar hasta conseguir una mezcla homogénea.

Si es necesario puedes añadir un poco de agua.

MUFFIN DE CARNE DE RES CON PAPA

Ingredientes

- 1 taza de carne magra de res cruda
- 1 taza de papas majadas cocidas
- 2 cucharadas de cebolla picada
- 2 cucharadas de pimientos picados
- 2 cucharadas de tomate picados
- 1 cucharada de ajo en polvo
- 1 cucharada de pimentón
- 1 cucharada de perejil
- 1 cucharada de albahaca
- 1 cucharada de tomillo
- 1 cucharada de orégano

PROCEDIMIENTO:

Sofreír en un sartén engrasado con aceite de oliva o de aguacate los vegetales.

Poner la carne de res y la papa en un envase y añadir las hierbas y especias.

Una vez los vegetales estén listos, añadirlos a la carne y la papa.

Mezclar todo y poner en un envase para mini muffins.

Hornear por 20 - 25 minutos a 350 grados.

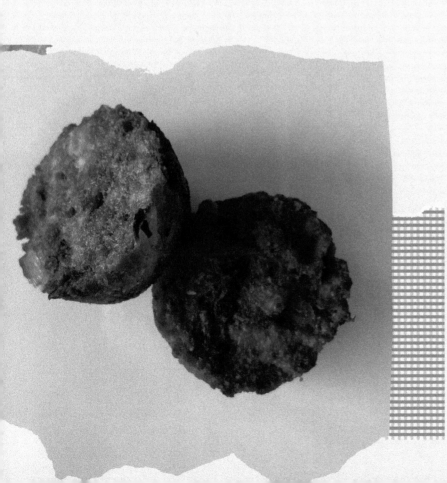

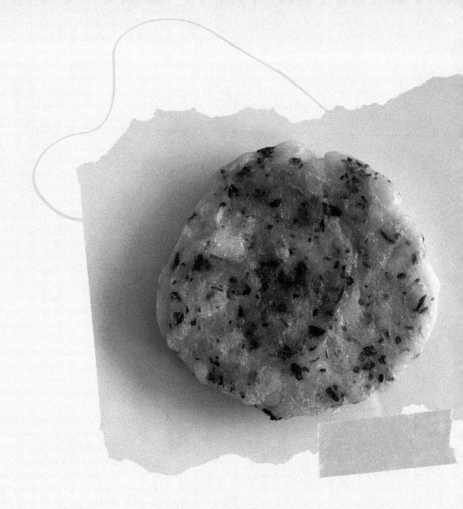

CROQUETA DE PAPA

Ingredientes

- 1 papa mediana
- 1 cucharada de albahaca
- 1 cucharadita de ajo en polvo
- 1 cucharadita de cebolla en polvo
- Una pizca de pimienta negra

PROCEDIMIENTO:

Pelar la papa y hervirla hasta que este lista.

Una vez este lista, escurrir muy bien el agua.

Majar la papa con la ayuda de un tenedor, debe quedar una textura manejable.

Añadir las hierbas y especias.

Amasar muy bien con las manos y dar forma de discos.

Poner los discos en un sartén engrasado con aceite de oliva o aguacate y dorar por ambos lados.

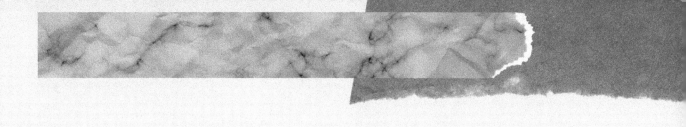

SALSA DE TOMATE
"HOMEMADE"

Ingredientes

- 1 tomate grande
- 2 cucharadas de pasta de tomate sin sal
- 1/2 taza de agua
- 1 cucharadita de orégano
- 1 cucharadita de perejil
- 1 cucharadita de albahaca
- 1/4 taza cebolla picada
- 1/4 taza de pimiento picado
- 1 cucharadita de ajo molido sin sal
- 1 - 2 cucharadas pasta de dátiles
- 1 pizca de pimienta negra

PROCEDIMIENTO:

Sofreír la cebolla, pimiento y ajo en un sartén engrasado con aceite de oliva o aguacate.

Pica el tomate en cubos y ponerlo en el sartén donde están los vegetales junto con la pasta de tomate y el agua. Tapar y cocinar a fuego medio por unos 5 minutos.

Con la ayuda de un majador, aplastar los tomates y añadir la pasta de dátiles y todas las hierbas y especias.

Dejar cocinar por unos minutos más y listo.

BOLOGNESA DE CARNE

Ingredientes

- 1 taza de carne molida de res
- 1/2 taza de brécol
- 1/2 taza de calabacín
- 1 zanahoria
- 1/2 taza de pimiento rojo picado
- 1/2 taza de cebolla picada
- 1 cucharadita de ajo en polvo
- 1 cucharadita de perejil
- 1 cucharadita de albahaca
- 1 cucharadita de tomillo
- 2 tazas de salsa de tomate natural o "homemade" de la receta anterior

PROCEDIMIENTO:

Rallar la zanahoria , el brécol, el calabacín y escurrir el liquido.

En una olla engrasada con aceite de oliva o aguacate sofreír; cebolla, pimiento, zanahoria, calabacín y el brécol.

Añadir la carne y dorar un poco.

Añadir a la carne las hierbas, especias y la salsa de tomate.

Tapar y cocinar a fuego medio por 30 minutos o hasta que la carne este lista.

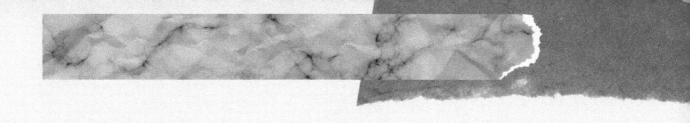

BOLOGNESA DE LENTEJAS

Ingredientes

- 1 taza de lentejas previamente remojadas
- 1/2 taza de brécol
- 1/2 taza de calabacín
- 1 zanahoria
- 1/2 taza de pimiento rojo picado
- 1/2 taza de cebolla picada
- 1 cucharadita de ajo en polvo
- 1 cucharadita de perejil
- 1 cucharadita de albahaca
- 1 cucharadita de tomillo
- 2 tazas de salsa de tomate natural o "homemade"

PROCEDIMIENTO:

Rallar la zanahoria , el brécol, el calabacín y escurrir el liquido.

En una olla engrasada con aceite de oliva o aguacate sofreír; cebolla, pimiento, zanahoria, calabacín y el brécol.

Añadir las lentejas, hierbas, especias y la salsa de tomate.

Tapar y cocinar a fuego medio hasta que las lentejas estén listas.

PALITOS DE COUSCOUS Y VEGETALES VERDES

Ingredientes

- 1 taza de couscous
- 1/4 taza de brécol hervido
- 1/4 taza de habichuelas tiernas hervidas
- 1/4 taza de espárragos hervidos
- 1 huevo
- 1 cucharadita de ajo en polvo
- 1 cucharadita de cebolla en polvo
- 1 cucharadita de perejil
- 1 cucharadita de albahaca
- 1 cucharadita de tomillo

PROCEDIMIENTO:

Para hacer el couscous necesitaras 1 taza de agua hirviendo y dejar reposar por 5 minutos.

Sofreír en un sartén engrasado con aceite de oliva o de aguacate los vegetales junto con las especias.

Batir el huevo en un envase y agregar todos los ingredientes.

Colocar los ingredientes en un recipiente apto para horno.

Hornear por 15 - 20 minutos a 350 grados F.

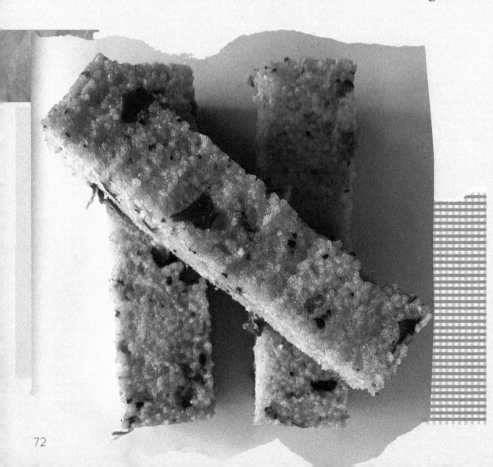

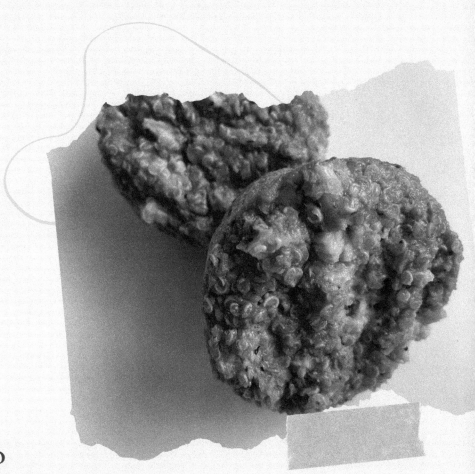

MUFFIN QUINOA CON POLLO

Ingredientes

- 1 filete de pollo cocido
- 1 taza de quinoa cocida
- 2 huevos
- 2 cucharadas de cebolla picada
- 2 cucharadas de pimiento picado
- 2 cucharadas de tomates picados

PROCEDIMIENTO:

En un sartén engrasado con aceite de oliva o de aguacate, saltear los vegetales.

Luego colar en una procesadora de alimentos el filete de pollo para triturarlo bien. Igual puedes hacerlo con un cuchillo.

Batir los huevos y mezclar la quinoa cocida con ellos.

Luego añadir el pollo, los vegetales e incorporar todo bien.

Añadir la mezcla en envases de muffin y poner en el horno a 350 grados F por 20 minutos.

También puedes poner la mezcla en forma de disco en un sartén engrasado y dejar cocinar bien por ambos lados.

PALITOS DE COUSCOUS Y PAVO

Ingredientes
- 1 taza de couscous
- 1 taza de pavo cocido picado en cubitos pequeño
- 1 huevo
- 2 cucharadas de cebolla picada
- 2 cucharadas de tomate picado
- 2 cucharadas de pimientos picados
- Especias de preferencia al gusto

PROCEDIMIENTO:

Para hacer el couscous necesitaras 1 taza de agua hirviendo y dejar reposar por 5 minutos.

Sofreír en un sartén engrasado con aceite de oliva o de aguacate los vegetales y las especias.

Batir el huevo en un envase y agregar todos los ingredientes.

Colocar los ingredientes en un recipiente apto para horno.

Hornear por 15 - 20 minutos a 350 grados F.

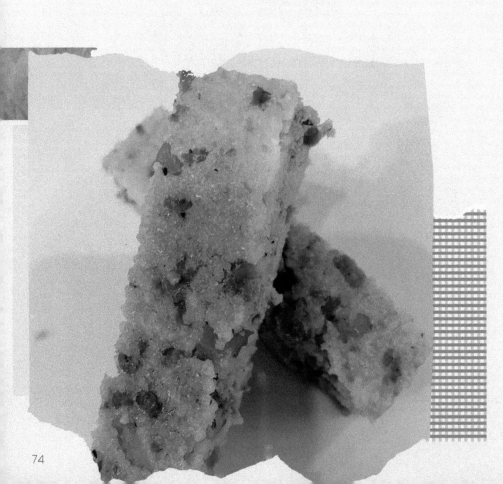

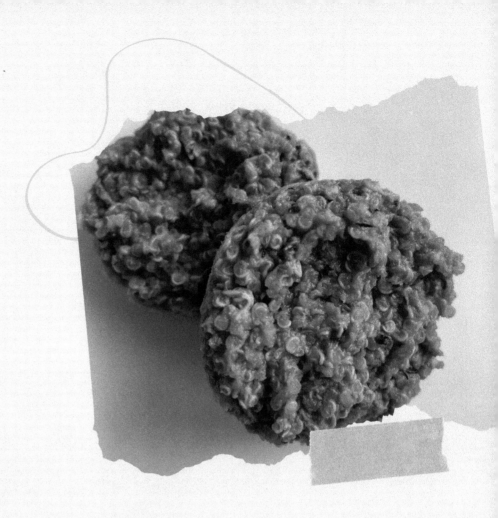

MUFFIN QUINOA CON VEGETALES

Ingredientes

- 1 taza de quinoa cocida
- 2 huevos
- 1 cucharadita de cebolla en polvo
- 1 cucharadita de ajo en polvo
- Perejil y albahaca al gusto
- 1 taza de vegetales surtidos de su preferencia:
  - brécol
  - zanahoria
  - calabacín
  - cebolla
  - pimiento
  - tomate

PROCEDIMIENTO:

En un sartén engrasado con aceite de oliva o de aguacate, saltear los vegetales junto con las especias.

Batir los huevos y mezclar la quinoa cocida con ellos.

Luego añadir los vegetales e incorporar todo bien.

Añadir la mezcla en envases de muffin y poner en el horno a 350 grados F por 20 minutos.

También puedes poner la mezcla en forma de disco en un sartén engrasado y dejar cocinar bien por ambos lados.

PROCEDIMIENTO:

Lavar el arroz con abundante agua.

Luego colocar el arroz en una olla junto con el agua, cocinar a fuego medio hasta que se evapore el agua, menear y tapar.

Cocinar hasta que este listo.

Para formar las bolitas, debes humedecer tus manos un poco y listo.

Puedes mezclar el arroz con vegetales de preferencia para darle variedad a las bolitas.

BOLITAS DE ARROZ BLANCO

Ingredientes
- 1 taza de arroz blanco
- 2 tazas de agua

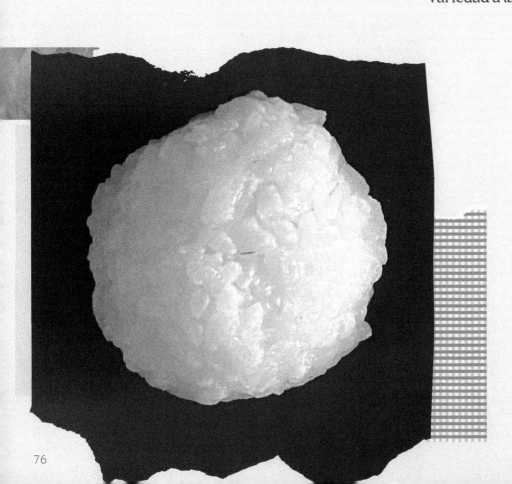

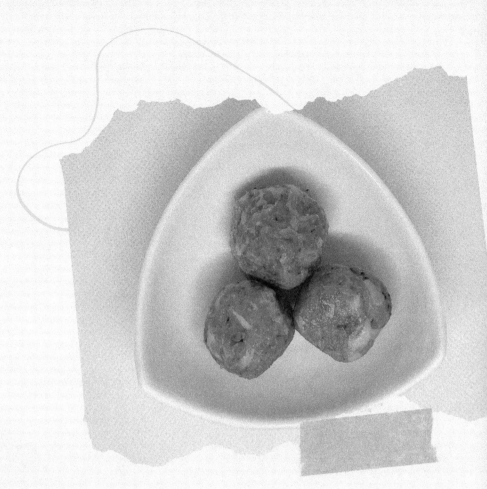

BOLITAS DE MADURO CON VEGETALES

Ingredientes

- 1/2 plátano maduro
- 2 rodajas de zanahoria
- 2 arbolitos de brécol
- 2 cucharadas de queso mozzarella

PROCEDIMIENTO:

Hacer el plátano maduro al vapor junto con la zanahoria y el brécol hasta que estén blanditos.

Con la ayuda de un tenedor maja el plátano, zanahoria y el brécol.

Luego incorpora el queso mozzarella.

Con las manos húmedas, forma bolitas pequeñas y servir.

CROQUETAS DE COLIFLOR

Ingredientes

- 1 taza coliflor levemente hervido
- 2-3 cucharadas zanahoria rallada
- 2-3 cucharadas de calabacín rallado
- 1 - 2 cucharadas queso mozzarella
- 1/2 cucharadita perejil
- 1/2 cucharadita albahaca
- 1 huevo
- 3 cucharadas de harina de avena

PROCEDIMIENTO:

Picar el coliflor muy fino con la ayuda de un cuchillo, que quede como si fuera arroz de coliflor.

Romper el huevo y batir.

Mezclar todos los ingredientes en un envase y revolver.

Colocar un poco de mezcla (formando discos) en un sartén engrasado con aceite de oliva o aguacate a fuego medio hasta dorar por ambos lados.

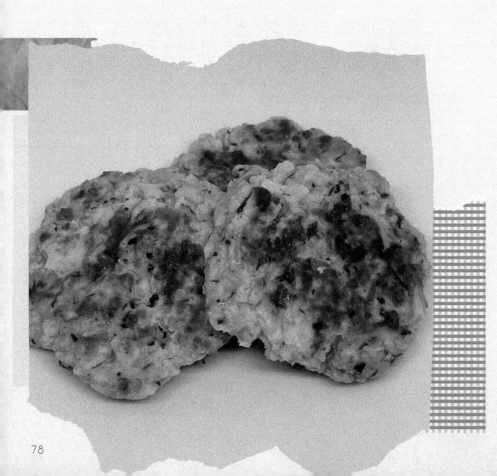

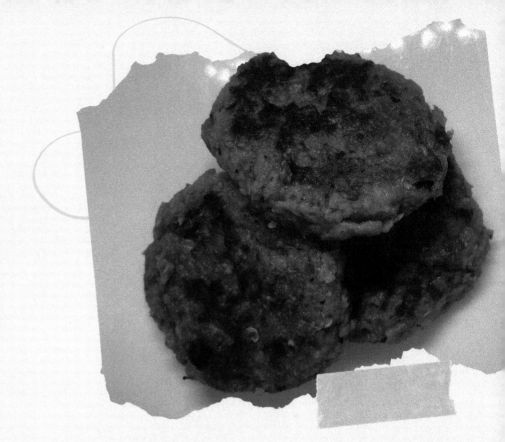

HAMBURGUESA DE BERENJENA

Ingredientes

- 1 berenjena
- 2 cucharadas de pimiento rojo
- 2 cucharadas pimiento verde
- 2 cucharadas cebolla
- 1 cucharadita de ajo en polvo
- 1 cucharadita perejil
- 1 cucharadita albahaca
- 3 cucharadas de harina de avena

NOTA:

Remojar la berenjena en agua con vinagre o jugo de limón para quitarle lo amargo por 10 - 20 minutos. Luego lavar en abundante agua.

PROCEDIMIENTO:

Pelar la berenjena y picarla en cubos pequeños.

En un sartén engrasado como un poco de aceite de oliva o aguacate sofreír los vegetales, la berenjena, las hierbas y especias hasta que estén blandas.

Poner todo en un procesador de alimentos y moler un poco.

Poner la mezcla en un envase y añadir la harina de avena según la receta o a necesidad. Debe quedar manejable.

Con las manos húmedas formar hamburguesas. Dorar por ambos lados en un sartén engrasado con aceite de oliva o aguacate a fuego medio.

Meriendas

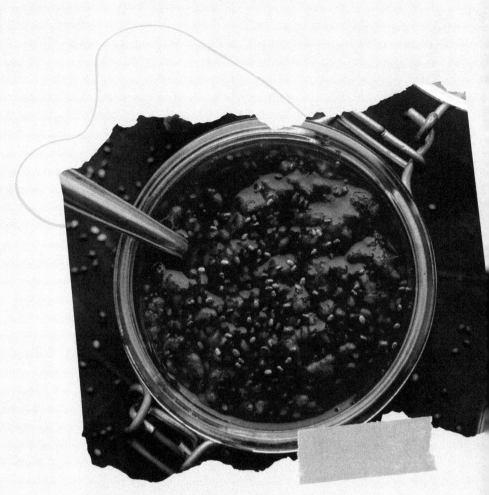

MERMELADA DE FRUTOS ROJOS

Ingredientes

- 1 taza de frutos rojos congelados
- 4 onzas de agua
- 2 cucharadas de semillas de chia

NOTA:

Este paso es totalmente opcional pero puedes añadir un poco de pasta de dátiles para que quede más dulce.

PROCEDIMIENTO:

Poner en una olla los frutos secos y el agua a fuego medio.

Una vez los frutos rojos se descongelen, con la ayuda de un majador aplastar la fruta. Puedes dejar un poco de consistencia.

Continua cocinando a fuego medio y una vez el agua se reduzca un poco apagar el fuego y añadir las semillas de chia.

Retirar del fuego y dejar reposar por 30 minutos.

Envasar la mermelada y guardar en la nevera.

PASTA DE DÁTILES

Ingredientes

- 1/2 taza de dátiles deshuesados
- 1 taza de agua hirviendo

PROCEDIMIENTO:

Si los dátiles tienen el hueso debes sacarlo.

Poner los dátiles en un envase y verter el agua hirviendo.

Dejar reposar por 25 - 30 minutos.

Luego poner los dátiles en un procesador de alimentos y añadir agua a necesidad.

Mezclar hasta obtener una mezcla homogénea.

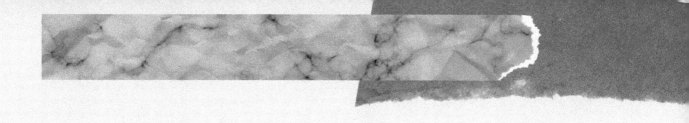

CREMA DE "CHOCO" ALMENDRAS

Ingredientes

- 1 taza de crema de almendras
- 1 - 2 cucharadas de polvo de algarroba (carob)
- 4 cucharadas de pasta de dátiles
- Un chorrito de bebida vegetal de almendra sin azúcar añadida a necesidad *

PROCEDIMIENTO:

Colocar todos los ingredientes en un procesador de alimentos y mezclar hasta obtener una mezcla homogénea.

Guardar en un envase en la nevera.

*Bebida vegetal sin azúcar añadida en menores de un año. (Ej. almendra, soja, coco etc.)

*Si no deseas usar bebida vegetal puedes usar agua.

*Si el niño es mayor de un año puedes usar leche de vaca si ya la haz introducido.

BARRITAS TROPICALES

Ingredientes

- 1 manzana al vapor
- 1 - 2 cucharadas de coco rallado sin azúcar
- 1 cucharadita de crema de almendras
- 1 cucharadita de semillas de chia
- 3 cucharadas de avena en hojuelas
- Canela al gusto
- Vainilla al gusto

PROCEDIMIENTO:

Con la ayuda de un tenedor majar la manzana.

Añadir el resto de los ingredientes y mezclar.

Poner la mezcla en un envase apto para horno.

Hornear por 12 - 15 minutos a 350 grados F.

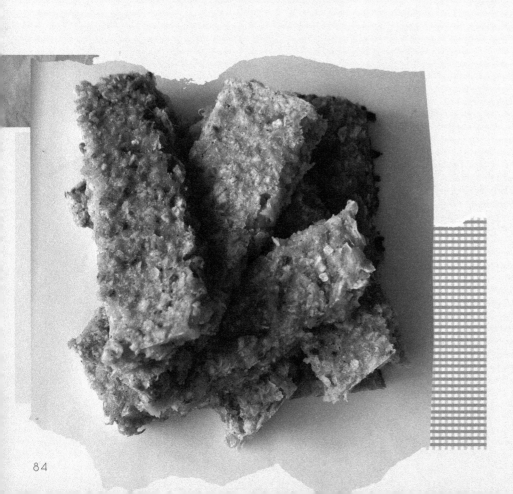

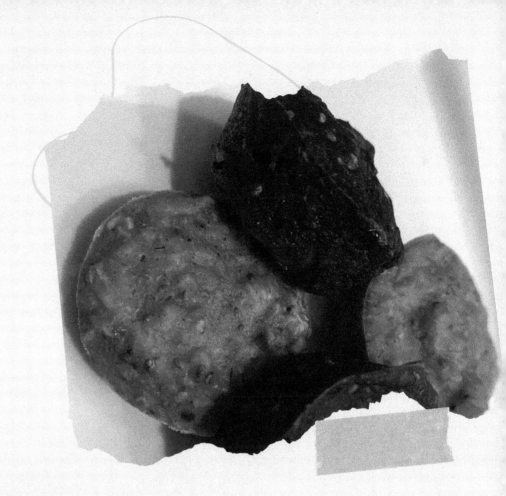

MUFFIN DE FRESA

Ingredientes

- 2 tazas de harina de avena
- 1/4 taza de avena en hojuelas
- 1/2 cucharadita de polvo de hornear
- 1 huevo
- 1/2 taza de fresas picadas
- 1/4 taza de bebida vegetal de su preferencia sin azúcar añadida*
- Vainilla al gusto

*Bebida vegetal sin azúcar añadida en menores de un año. (Ej. almendra, soja, coco etc.)

*Si no deseas usar bebida vegetal puedes usar agua.

*Si el niño es mayor de un año puedes usar leche de vaca si ya la haz introducido.

PROCEDIMIENTO:

Mezcla todos los ingredientes secos en un envase.

En otro envase bate el huevo y añade la leche y vainilla.

Añade los a los ingredientes secos.

Por ultimo, añade las fresas picadas y mezcla suavemente.

Coloca la mezcla en un molde de muffin y hornea por 15 - 20 minutos a 350 grados.

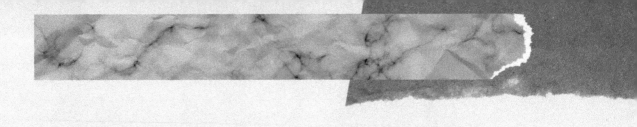

BOCADILLO DULCE SALADO DE QUESO Y DATIL

Ingredientes

- 1/2 taza de queso mozzarella
- 5 dátiles
- 1 huevo

PROCEDIMIENTO:

Batir el huevo y agregar el huevo.

Pica los dátiles en cuadritos pequeños.

Poner la mezcla en un molde de mini muffin y hornear por 8 - 10 minutos a 350 grados F.

BARRITAS DE MANZANA Y ZANAHORIA

Ingredientes

- 2 manzana al vapor
- 4 cucharadas de zanahoria rallada cruda
- 3 cucharadas de avena en hojuelas
- Canela al gusto
- Vainilla al gusto

PROCEDIMIENTO:

Con la ayuda de un tenedor majar la manzana.

Añadir el resto de los ingredientes y mezclar.

Poner la mezcla en un envase apto para horno.

Hornear por 12 - 15 minutos a 350 grados F.

BARRITAS DE PERA

Ingredientes

- 2 peras al vapor
- 3 cucharadas de avena en hojuelas
- Canela al gusto
- Vainilla al gusto

PROCEDIMIENTO:

Con la ayuda de un tenedor majar la pera.

Añadir el resto de los ingredientes y mezclar.

Poner la mezcla en un envase apto para horno.

Hornear por 12 - 15 minutos a 350 grados F.

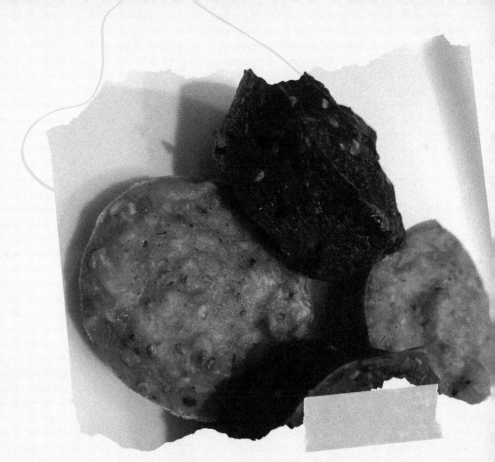

MUFFIN DE FRESA Y CAROB

Ingredientes

- 2 tazas de harina de avena
- 1/4 taza de avena en hojuelas
- 1/2 cucharadita de polvo de hornear
- 1 huevo
- 1/2 taza de fresas picadas
- 1/4 taza de bebida vegetal de su preferencia sin azúcar añadida*
- Vainilla al gusto
- 1 cucharada de algarroba en polvo (carob)
- 2 - 3 cucharadas de pasta de dátiles

PROCEDIMIENTO:

Mezcla todos los ingredientes secos en un envase.

En otro envase bate el huevo y añade la leche, vainilla y pasta de dátiles.

Añade los a los ingredientes secos.

Por ultimo, añade las fresas picadas y mezcla suavemente.

Coloca la mezcla en un molde de muffin y hornea por 15 - 20 minutos a 350 grados.

*Bebida vegetal sin azúcar añadida en menores de un año. (Ej. almendra, soja, coco etc.)

*Si no deseas usar bebida vegetal puedes usar agua.

*Si el niño es mayor de un año puedes usar leche de vaca si ya la haz introducido.

BROWNIE DE CAROB

Ingredientes

- 2 guineos bien maduros
- 2 huevos
- 2 cucharadas de aceite de coco
- 1/4 taza zuchinni rallado
- 1 cucharadita de vainilla
- 1 taza de harina de avena (o de su preferencia)
- 4 cucharadas de algarroba en polvo (carob)
- 1/4 taza de bebida vegetal sin azúcar añadida o agua

PROCEDIMIENTO:

Batir el huevo y agregar el huevo.

Pica los dátiles en cuadritos pequeños.

Poner la mezcla en un molde de mini muffin y hornear por 8 - 10 minutos a 350 grados F.

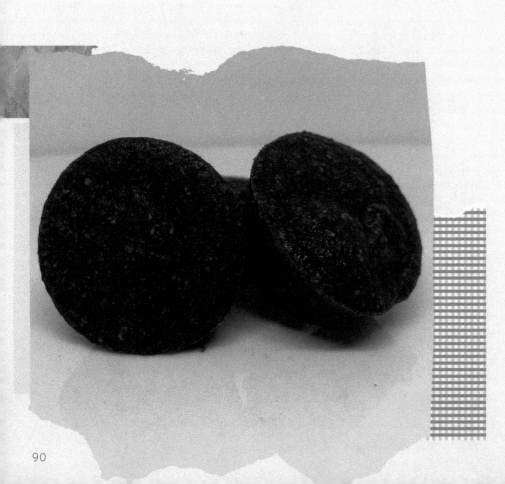

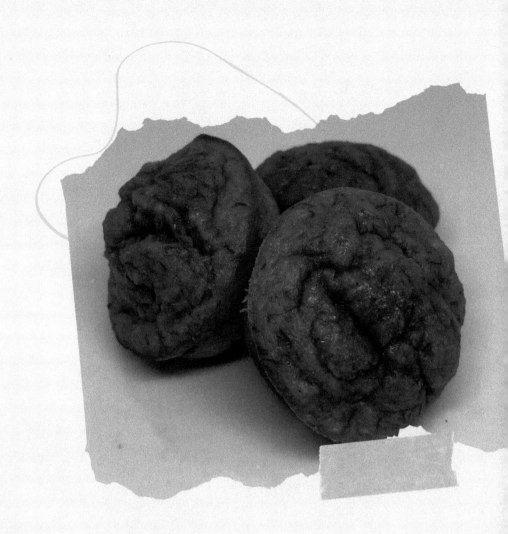

MUFFIN DE MANI

Ingredientes

- 2 - 3 guineos bien maduros
- 1 huevo
- 1 cucharadita de vainilla
- 2 cucharadas de crema de maní
- Canela al gusto
- 1/2 taza de harina de avena
- 1 cucharadita de polvo de hornear

PROCEDIMIENTO:

Con la ayuda de un tenedor maja los guineos.

Añade el huevo, la vainilla, crema de maní, canela al gusto y remueve.

Luego integra la harina de avena y el polvo de hornear hasta que quede una mezcla homogénea.

Vierte la mezcla en un recipiente para mini muffins y poner en el horno a 350 grados F por 12 - 15 minutos.

MUFFIN DE GUIENO, CHINA Y CAROB

Ingredientes

- 2 guineos bien maduros
- 2 chinas pequeña pelada y sin semillas
- 2 huevo
- 2 cucharadas de pasta de dátiles
- 1 cucharadita de vainilla
- 1/2 taza de harina de todo uso
- 1/2 taza harina de avena
- 1 cucharadita de polvo de hornear
- 1 cucharada de algarroba en polvo (carob)

PROCEDIMIENTO:

Poner en un procesador de alimentos los guineos, la china, el huevo, vainilla y pasta de dátiles.

Luego mezclar y añadir los ingredientes secos y revolver hasta tener una mezcla homogénea.

Poner la mezcla en un molde de muffins y hornear a 350 grados por 15 - 20 minutos.

.

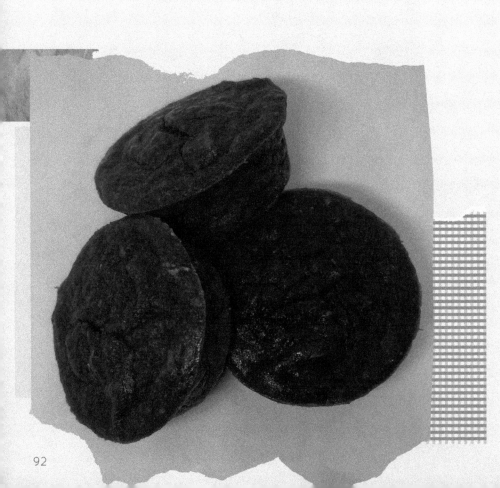

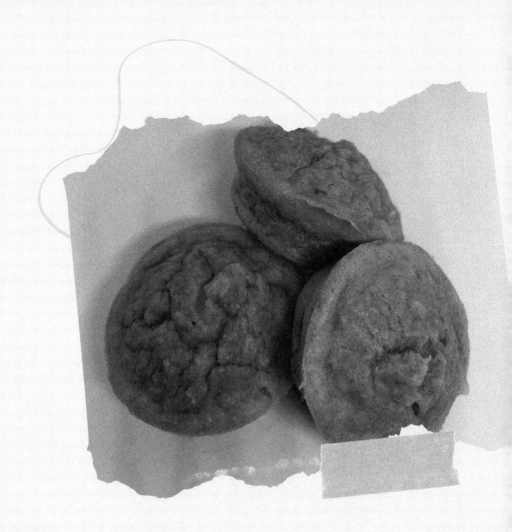

MUFFIN DE CHINA

Ingredientes

- 2 guineos bien maduros
- 2 chinas pequeña pelada y sin semillas
- 2 huevo
- 1 cucharadita de vainilla
- 1/2 taza de harina de todo uso
- 1/2 taza harina de avena
- 1 cucharadita de polvo de hornear

PROCEDIMIENTO:

Poner en un procesador de alimentos los guineos, la china, el huevo, vainilla y mezclar.

Luego añadir los ingredientes secos y revolver hasta tener una mezcla homogénea.

Poner la mezcla en un molde de muffins y hornear a 350 grados por 15 - 20 minutos.

.

MUFFIN DE GUIENO Y ALMENDRA

Ingredientes

- 2 guineos bien maduros
- 1 huevo
- 1 cucharadita de vainilla
- 6 cucharaditas de harina de almendras
- 1 cucharadita de polvo de hornear
- Canela al gusto

PROCEDIMIENTO:

Poner en un procesador de alimentos los guineos, el huevo, vainilla y mezclar.

Luego añadir los ingredientes secos y revolver hasta tener una mezcla homogénea.

Poner la mezcla en un molde de muffins y hornear a 350 grados por 15 - 20 minutos.

.

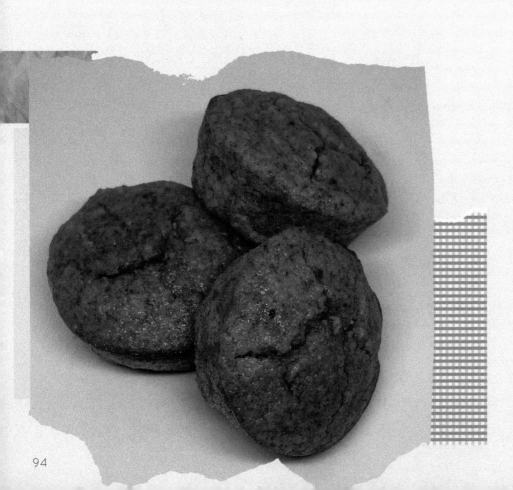

BEET VELVET

Ingredientes

- 1/3 taza de puré de remolacha
- 1 huevo
- 1 guineo bien maduro
- 2/3 taza de harina de trigo
- 1 cucharadita de polvo de hornear
- 1 cucharada de algarroba en polvo(carob)
- 4 cucharadas de pasta de dátiles
- Vainilla al gusto

PROCEDIMIENTO:

Coloca la remolacha, guineo, huevo, pasta de dátiles y vainilla en un procesador de alimentos y mezclar.

En un envase mezclar todos los ingredientes secos.

Añadir la mezcla de los ingredientes húmedos a los secos y remover bien.

Poner la mezcla en envases de muffin y hornera a 350 grados F por 15 - 20 minutos.

.

BIZCOCHO DE GUINEO

Ingredientes

- 2 guineos bien maduros
- 1 huevo
- 1/4 taza de aceite oliva
- 1 taza de harina de todo uso
- 1 cucharadita de polvo de hornear
- Canela al gusto
- Vainilla al gusto

PROCEDIMIENTO:

Con la ayuda de un tenedor majar los guineos y añadir el huevo, vainilla y aceite.

Luego añadir los ingredientes secos y revolver hasta tener una mezcla homogénea.

Poner la mezcla en un molde apto para horno y hornear a 350 grados por 20 - 30 minutos.

.

Bizcocho de cumpleaños

BIZCOCHO DE CUMPLEAÑOS

Ingredientes

- 1 taza harina de avena
- 1/4 taza harina de almendras
- 1/2 cucharadita de bicarbonato de sodio
- 1/2 cucharadita de polvo de hornear
- 3 guineos bien maduros
- 2 huevos
- 1/4 taza bebida vegetal sin azúcar añadida
- 1/4 taza de aceite de oliva o aguacate
- 1 cucharadita de vainilla

Frosting:

- 8oz de queso crema
- 8oz de yogur natural sin azúcar añadida
- Vainilla al gusto

PROCEDIMIENTO:

En un envase mezclar la harina de avena, harina de almendra, polvo de hornear y bicarbonato de sodio.

Luego poner en un procesador de alimentos: los guineos, huevos, vainilla, bebida vegetal, aceite de oliva y mezclar bien.

Una vez todos los ingredientes húmedos estén bien integrados, añadir los ingredientes secos y mezclar hasta que quede sin grumos.

Poner la mezcla en un envase para hornos a 350 grados F por 25 - 30 minutos.

Para el frosting, mezclar el queso crema y yogurt hasta que queden bien integrados y sin grumos.

.

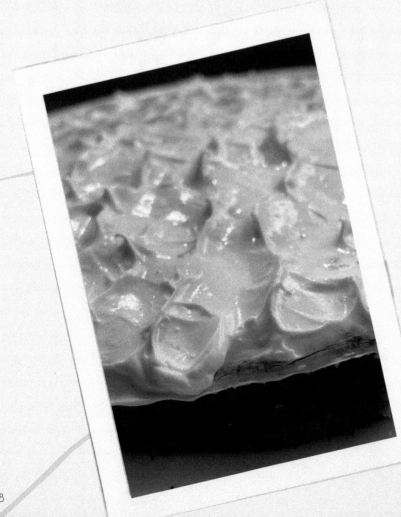

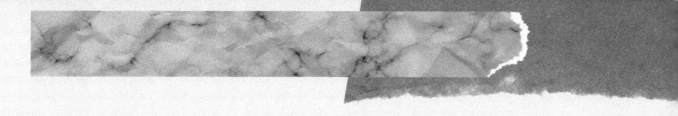

Referencias y enlaces de interés

Tabla de almacenamiento en refrigerador y congelador de Seguridad alimentaria para futuras mamás | FDA

Food Storage (unl.edu)

La-Inocuidad-Alimentaria-Para-Los-Receptores-(PDF).pdf (fda.gov)

Food safety: What you should know (who.int)

5 Tips for Using Your Microwave Oven Safely | FDA

Tablas de temperaturas mínimas de cocción segura | FoodSafety.gov

Safe Minimum Internal Temperature Chart | Food Safety and Inspection Service (usda.gov)

Food Safety for Infants & Toddlers | FDA

Food Safety for Kids & Teens | FDA

Manipulacion segura de los alimentos: Lo que usted debe saber | FDA

Food Storage Tips | Refrigerator Organization - Consumer Reports

FoodKeeper App | FoodSafety.gov

BLW by Minette en Instagram https://bit.ly/32y1cBm

BLW by Minette en Facebook https://bit.ly/3gprWMH

Anejos

Menú Semanal

ALIMENTOS QUE NECESITO

Domigo

_____

_____

_____

_____

Lunes

_____

_____

_____

_____

Martes

_____

_____

_____

_____

Miércoles

_____

_____

_____

_____

Jueves

_____

_____

_____

_____

Viernes

_____

_____

_____

_____

Sábado

_____

_____

_____

_____

LISTA DE SUPERMERCADO

FRUTAS

VEGETALES

PESCADO

CARNES

AVES

LÁCTEOS

SEMILLAS

CEREALES